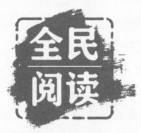

全民阅读

总主编
何清湖

常见病防治进家庭口袋本丛书

失眠

主编 / 李点

U0364508

全国百佳图书出版单位

中国中医药出版社

·北 京·

图书在版编目（CIP）数据

失眠 / 何清湖总主编；李点主编 . -- 北京：
中国中医药出版社，2024.7. --（全民阅读）. --
ISBN 978 - 7 - 5132 - 8837 - 8

Ⅰ . R749.7-49

中国国家版本馆 CIP 数据核字第 2024PY4291 号

中国中医药出版社出版

北京经济技术开发区科创十三街 31 号院二区 8 号楼
邮政编码　100176
传真　010-64405721
北京盛通印刷股份有限公司印刷
各地新华书店经销

开本 787×1092　1/32　印张 3.25　字数 65 千字
2024 年 7 月第 1 版　2024 年 7 月第 1 次印刷
书号　ISBN 978 - 7 - 5132 - 8837 - 8

定价　29.80 元
网址　www.cptcm.com

服 务 热 线　010-64405510
购 书 热 线　010-89535836
维 权 打 假　010-64405753

微信服务号　zgzyycbs
微商城网址　https://kdt.im/LIdUGr
官 方 微 博　http://e.weibo.com/cptcm
天猫旗舰店网址　https://zgzyycbs.tmall.com

《全民阅读·常见病防治进家庭口袋本丛书》

编委会

《失眠》

编委会

主　　编　李　点

副 主 编　曹　淼　胡宗仁

编　　委　黎志清　张缓婷　李林燊　李荣慧　史添宜

　　　　　吴　吉　贺思雨　张佳佳

"全民阅读"是国家重要的文化工程，是建设学习型社会的一项重要举措，有助于在全社会形成"多读书、读好书"的良好氛围和文明风尚。健康是老百姓最核心的追求之一，不仅与每个人、每个家庭息息相关，更关乎国家的繁荣与发展。人民健康是民族昌盛和国家富强的重要标志。建设"健康中国"战略有重要的意义，是实现"中国式现代化"的必然要求。

　　"中医药学包含着中华民族几千年的健康养生理念及其实践经验"，"是中华民族的伟大创造，是中国古代科学的瑰宝"。中医药学是我国珍贵的文化遗产，是打开中华文明宝库的钥匙，是中华文明得以延续和发展的重要保障，经历了数千年的沉淀与发展，直至今日依然熠熠生辉。中医药学积累了大量宝贵的健康养生理论及技术，如食疗、药疗、传统功法、情志疗法及外治法等，这些在我们的日常生活中处处可见，有着广泛的群众基础，为维护人民健康提供了重要保障。

2016 年 2 月 26 日，国务院印发《中医药发展战略规划纲要（2016—2030 年）》，其中明确指出，推动中医药进校园、进社区、进乡村、进家庭，将中医药基础知识纳入中小学传统文化、生理卫生课程，同时充分发挥社会组织作用，形成全社会"信中医、爱中医、用中医"的浓厚氛围和共同发展中医药的良好格局。为了科普中医药知识，促进全民健康，助力"健康中国"建设，世界中医药学会联合会慢病管理专业委员会组织全国专家学者编撰了《全民阅读·常见病防治进家庭口袋本丛书》。整套丛书包括 10 册，即《便秘》《感冒》《高血压》《冠心病》《颈椎病》《咳嗽》《失眠》《糖尿病》《痛风》《血脂异常》。我们希望通过《全民阅读·常见病防治进家庭口袋本丛书》向广大群众科普常见病的中医药防治知识，帮助老百姓更好地培养健康生活习惯，提高防病治病的能力。本套丛书在保证科学性与专业性的前提下，将介绍的内容趣味化（通俗易懂）、生活化（贴近实际）、方法化（实用性强）。

1. 科学性

作为科普丛书，科学性是第一要素。世界中医药学会联合会慢病管理专业委员会组织行业内的知名专家学者编撰本套丛书，并进行反复推敲与审校，确保科普知识的科学性、专业性与权威性。

2. 通俗性

本套丛书在编写过程中肩负着重要的使命，就是让深奥的中医药知识科普化，使博大精深的中医药理论妙趣横生，从而吸引读者。因此，我们对中医药理论进行反复"咀嚼"与加工，使文字简约凝练、通俗易懂，使内容图文并茂、形象生动。

3. 实用性

本套丛书内容贴近实际，凝集了老百姓日常生活中常遇到的健康问题，如糖尿病、高血压、痛风等，重视以具体问题为导向，不仅使读者产生共鸣，发现和了解生活中的常见健康问题，而且授之以渔，提供中医药干预思路，做到有方法、实用性强。

《全民阅读·常见病防治进家庭口袋本丛书》将"全民阅读"与"健康中国"两大战略工程相结合，由众多中医权威专家共同撰写，是适合全民阅读的大众科普读物的一次结集出版，对传播中医药文化、指导老百姓养生保健有很好的作用。在此特别感谢世界中医药学会联合会慢病管理专业委员会、湖南中医药大学、湖南医药学院等单位对本套丛书编撰工作的大力支持，对一直关心、关注、支持本套丛书的专家学者表示诚挚的感谢。

由于时间比较仓促，加之编者水平有限，本套丛书可能还存在一些不足之处，恳请广大读者提出宝贵的意见和建议，以便再版时修正。

世界中医药学会联合会慢病管理专业委员会会长
湖南中医药大学教授、博士生导师
湖南医药学院院长

何清湖

2024 年 4 月

失眠是当前最为常见的睡眠问题，已经成了流行的现代病。相关研究表明，如果单纯以失眠症状评估睡眠质量，当前失眠的患病率高达65.4%，如果采用严格的诊断标准，也有22.1%的人患有失眠。除了失眠人数众多，其对人们起到的负面作用也很大，主要的负面影响往往并非失眠本身，而是由失眠导致的工作能力下降、生活质量降低，患者对失眠产生恐惧，从而导致焦虑和抑郁，进一步加重失眠。

如果有了失眠表现，一定要及时处理，但这并不意味着失眠了就一定要服用促进睡眠的药物。短期的轻度失眠完全可以通过调整生活作息，配合一些传统的中医疗法达到控制和消除的目的。中医治疗失眠有丰富的经验，马王堆汉墓出土的帛书《足臂十一脉灸经》《阴阳十一脉灸经》中就已经有"不卧""不得卧"等记载。在两千多年以前成书的中医经典著作《黄帝内经》中多次描述失眠相关表现，如"不得眠""目不瞑"等，奠定了中医防治失眠的基础。后世历代医家在前人经验的基础上，总结自身实践成果，形成了丰富的失眠辨治理论和方法，其中包括老百姓熟知的药膳食疗、推拿按摩，以及需要专业医师指导使用的针对失眠的中成药、中药汤方等。

中医调治失眠经验充足，方法众多，但流散于各医家的论著中，找到适合自己和家人的调治失眠方法不够方便，且中医术语于非中医专业人士而言难以完全掌握其准确含义，在食疗药膳具体如何使用，具体的取穴位置、操作要点等方面缺乏针对初学者的详细说明。因此，编者汇集相关材料，整理编写了本书，相对系统地介绍了中医常见失眠证型的分类和表现，以及老百姓可以迅速掌握和实际操作的中医调治方法，并将其制作成口袋书，小巧方便，便于携带，这样在感觉睡眠质量不佳时即可按图索骥，自我调护一番，为自己的健康生活提供帮助。

《失眠》编委会

2024 年 4 月

目　录

微信扫描二维码
有声点读新体验

促进睡眠 23 招
宁心安神，改善失眠

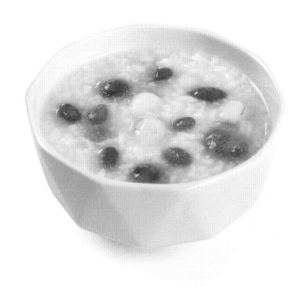

肝火扰神型失眠调理 23 招
疏肝泻火，养心安神

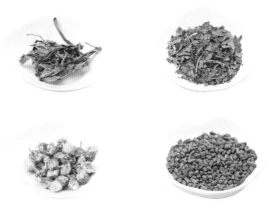

痰热内扰型失眠调理 23 招
清热化痰，和中安神

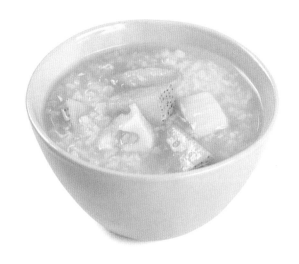

心脾两虚型失眠调理 27 招
补益心脾，养血安神

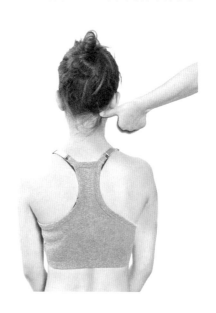

五 心肾不交型失眠调理 19 招
交通心肾，促进睡眠

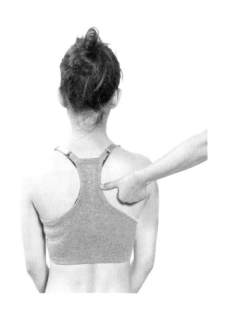

六 心胆气虚型失眠调理 19 招
益气镇静，安神定志

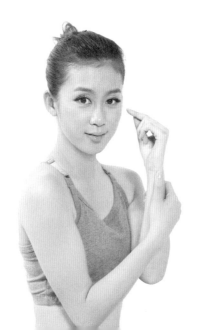

一

促进睡眠 23 招
宁心安神，改善失眠

失眠
有哪些表现

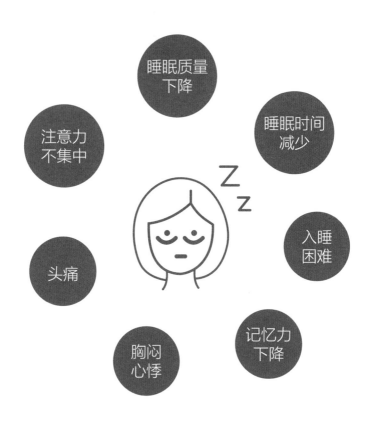

睡眠质量
下降

注意力
不集中

睡眠时间
减少

头痛

入睡
困难

胸闷
心悸

记忆力
下降

促进睡眠：
6 大常用穴位

对症按摩调理方

取穴原理	百会穴为督脉穴，督脉入属于脑。按揉百会穴可镇静安神，舒脑安眠。
功效主治	镇静安神，舒脑安眠。主治头痛、眩晕、头重脚轻、失眠、健忘、焦躁等。
穴名解读	"百"，多；"会"，交会。头为诸阳之会，该穴为足太阳经与督脉的交会处，百病皆治，故名"百会"。

按揉百会穴

操作方法
食、中二指并拢，用指腹按揉百会穴 3~5 分钟，以有酸胀感为度。

定位
本穴位于头部，前发际正中直上5寸。

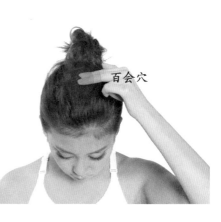

百会穴

按揉神门穴	**取穴原理** 神门穴是心经的原穴，是心气出入的门户，是补益心经元气、濡养心脏的要穴，可宁心安神，促进睡眠。
	功效主治 宁心安神。主治失眠、心痛、心悸、健忘等。
	穴名解读 "神"，心神；"门"，出入的门户。心藏神，该穴为心神之门户，故名"神门"。

操作方法

用拇指指腹按揉神门穴3~5分钟，以有酸胀感为度。

定位

手腕部靠近小指一侧有一条突出的筋，其与腕横纹相交的桡侧凹陷处即是神门穴。

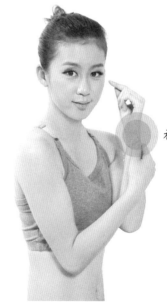

神门穴

取穴原理	三阴交穴是脾经、肾经、肝经这三条阴经的交会穴，可调和与不寐密切相关的肝、脾、肾三脏。
功效主治	调和肝、脾、肾，宁心安神。主治失眠、神经衰弱、腹泻、腹痛等。
穴名解读	"三阴"，足三阴经；"交"，交会。足部三条阴经中的气血物质在该穴交会。该穴物质有脾经提供的湿热之气，有肝经提供的水湿风气，有肾经提供的寒冷之气，三条阴经之气血交会于此，故名"三阴交"。

操作方法

用拇指指腹按揉三阴交穴 3~5 分钟，以有酸胀感为度。

定位

本穴在小腿内侧，足内踝尖上 3 寸（即除拇指外其余 4 根手指并起来的宽度），胫骨内侧缘后方。

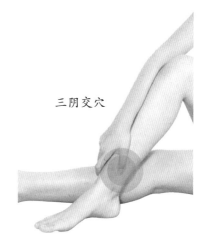

三阴交穴

按揉照海穴

取穴原理	照海穴是肾经穴，也是八脉交会穴，按揉照海穴，可以利用肾阳的蒸腾气化作用，使肾经经水在此大量蒸发，吸热生气，从而滋肾清热，通调三焦。
功效主治	滋阴，清热，安神。主治咽喉干燥、失眠、嗜卧、惊恐不宁、目赤肿痛等。
穴名解读	"照"，照射；"海"，大海。从水泉穴传来的地部经水，至本穴后形成一个较大水域，水域平静如镜，受天部照射而大量蒸发水液，故名"照海"。

操作方法

用拇指指腹按揉照海穴3~5分钟，以有酸胀感为度。

定位

本穴在足内侧，内踝尖下方凹陷处。

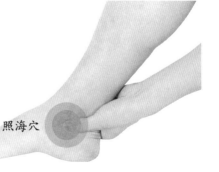

照海穴

取穴原理	申脉、照海穴皆为八脉交会穴。申脉通于阳跷脉，照海通于阴跷脉，跷脉主寤寐，司眼睑开阖，两穴同用可补阴泻阳，调节阴阳跷脉以安神。
功效主治	镇静安神。主治失眠、头痛目眩、腰腿酸痛等。
穴名解读	"申"，五行属金，指穴内物质为有肺金特性的凉湿之气；"脉"，脉气。该穴物质为来自膀胱经金门穴以下各穴上行的天部之气，其性偏热（相对于膀胱经而言），与肺经气血同性，故名"申脉"。

操作方法

用拇指指腹按揉申脉穴 3~5
分钟，以有酸胀感为度。

定位

本穴在踝部，位于外踝下缘
与跟骨之间的凹陷中。

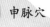

申脉穴

<table>
<tr><td rowspan="4">按揉安眠穴</td><td>取穴
原理</td><td>安眠穴为治疗不寐的经验效穴，位于手少阳三焦经翳风穴与足少阳胆经风池穴之间，能清降少阳火热，保护心神，使神藏而眠安。</td></tr>
<tr><td>功效
主治</td><td>镇静安神。主治失眠、神经衰弱、心悸、头痛头晕等。</td></tr>
<tr><td>穴名
解读</td><td>因该穴具有安神助眠的作用，故名"安眠"。</td></tr>
</table>

操作方法

用拇指指腹按揉安眠穴
3~5 分钟，以有酸胀感
为度。

定位

本穴位于项部枕区，三
焦经翳风穴与胆经风池
穴连线的中点处。

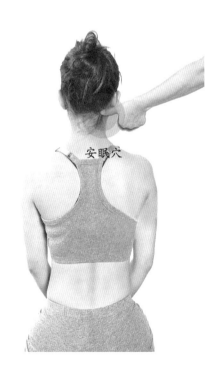

安眠穴

促进睡眠：
4种家常食物

小麦

性味归经：性凉，味甘；归心、脾、肾经。

功能：养心除烦。用于心神不宁、烦躁失眠、脏躁等。

用法：煮粥、制作面食。

猪心

性味归经：性平，味甘、咸；归心经。

功能：补血养心，安神镇惊。用于失眠多梦、精神恍惚、惊悸怔忡等。

用法：炒食、凉拌、煲汤。

百合

性味归经：性寒，味甘；归心、肺经。

功能：养阴，清心安神。用于虚烦惊悸、失眠多梦、精神恍惚等。

用法：炒食、蒸食、做汤粥。

禁忌：阳虚体质者应少食。

桂圆肉

性味归经：性温，味甘；归心、脾经。

功能：补益心脾，养血安神。用于心脾气血不足所致之心悸怔忡、健忘失眠等。

用法：生食、做汤羹、煮粥。

禁忌：阴虚内热、肠胃不佳者及孕妇禁食。

促进睡眠：
4 种常用中药

茯苓

性味归经：性平，味甘、淡；归心、肺、肾、脾经。

功效主治：健脾，宁心安神。用于心神不安、惊悸失眠等。

用法：10~15 克，煎服。

禁忌：孕妇及脾胃虚寒者忌用。

麦冬

性味归经：性微寒，味甘、微苦；归肺、心、胃经。

功效主治：养心阴，清心除烦。用于心阴虚及温病热扰心营导致的心烦失眠等。

用法：6~12 克，煎服。

禁忌：虚寒泄泻者慎服。

莲子

性味归经：性平，味甘、涩；归脾、肾、心经。

功效主治：益肾，养心安神。用于心肾不交所致之虚烦、心悸、失眠等。

用法：6~15 克，煎汤。

禁忌：大便燥结者不宜用。

酸枣仁

性味归经：性平，味甘、酸；归心、肝、胆经。

功效主治：养心补肝，宁心安神，敛汗生津。用于心肝两虚所致之惊悸怔忡、心烦失眠、多梦、自汗、盗汗等。

用法：10~15 克，煎服；研末吞服，每次 3~5 克。

药食同源,促进睡眠: 3 道精选食疗方

材料:干黄花菜 20 克,小油菜 50 克,猪
心 200 克。

调料:盐适量。

做法:

1 猪心洗净,入水蒸烫,捞起放入凉水中
用手挤去血水,反复换水直至血水除
净。锅中加 3 碗水,大火烧开后转小火
煮约 15 分钟,取出切薄片。

2 干黄花菜去蒂,泡水洗净;小油菜洗净。

3 锅中加两碗水,放入黄花菜,水烧开后
放入小油菜、猪心,最后加盐调味即可。

补养心神,促进睡眠

黄花菜猪心汤

| 功效 |

猪心补血养心、安神
镇惊;黄花菜止渴生
津。二者搭配油菜煲
汤,不仅汤鲜味美,
而且能够补养心神、
促进睡眠。

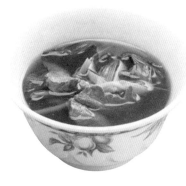

玉米百合炒芦笋

养心安神，抗衰老

材料： 芦笋 200 克，鲜百合、玉米粒、柿子椒各 50 克。

调料： 蒜末 5 克，盐 3 克，植物油适量。

做法：

1 芦笋洗净，去老根，切段，在开水锅内焯一下，捞出沥干；鲜百合洗净，掰片；柿子椒洗净，去蒂及籽，切片。

2 锅内倒油烧至七成热，放入蒜末爆香，然后放入柿子椒片、百合片煸炒，再加入芦笋段、玉米粒炒熟，最后加盐调味即可。

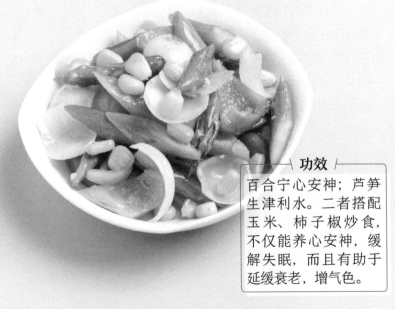

功效

百合宁心安神；芦笋生津利水。二者搭配玉米、柿子椒炒食，不仅能养心安神，缓解失眠，而且有助于延缓衰老，增气色。

材料：干桂圆 10 个，大米 100 克，枸杞子、
　　　莲子各 10 克。

做法：

1　干桂圆去壳洗净；枸杞子洗净；莲子洗
　净后浸泡 1 小时；大米洗净，用水浸泡
　30 分钟。

2　锅内加适量清水烧开，加大米、莲子
　煮至八成熟，最后加桂圆肉、枸杞子
　煮 5 分钟即可。

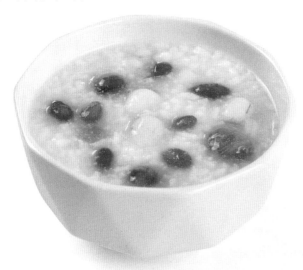

┤ 功效 ├

桂圆补心益脾；莲子养心宁神、滋阴补
虚；枸杞子养肝明目。三者搭配大米一起
煮粥能安神补虚，减轻失眠症状。

促进睡眠：
6 种家用中成药

1 天王补心丹

滋阴养血，补心安神。用于心阴不足导致的心悸健忘、失眠多梦、大便干燥等。

4 养血安神片

滋阴养血，宁心安神。用于阴虚血少所致之头晕目眩、心悸、失眠健忘等。

2 柏子养心丸

补气，养血，安神。用于心气虚寒、心悸易惊、失眠多梦、健忘等。

5 安神补心丸

养心安神。用于心血不足，虚火内扰所致之心悸失眠、头晕耳鸣等。

3 安神健脑液

益气养血，滋阴生津，养心安神。用于气血两亏，阴津不足所致之失眠多梦、神疲健忘、头晕头痛、心悸乏力等。

6 复方枣仁胶囊

养心安神。用于心神不安、失眠、惊悸等。

温馨提示：中成药应在医生指导下使用，下同。

二

肝火扰神型失眠调理 23 招

疏肝泻火，养心安神

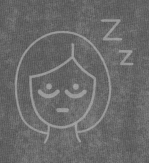

微信扫描二维码
有声点读新体验

肝火扰神型失眠
有哪些表现

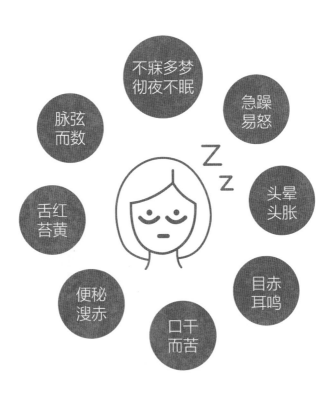

不寐多梦
彻夜不眠

急躁
易怒

脉弦
而数

头晕
头胀

舌红
苔黄

目赤
耳鸣

便秘
溲赤

口干
而苦

肝火扰神型失眠调理：8大常用穴位

对症按摩调理方

取穴原理	百会穴为督脉穴，头为诸阳之会，按揉百会穴可升阳举陷、益气固脱，通调一身之气。
功效主治	镇静安神，舒脑安眠。主治头晕目眩、惊悸、失眠、健忘等。
穴名解读	"百"，多；"会"，交会。头为诸阳之会，该穴为足太阳经与督脉的交会处，百病皆治，故名"百会"。

按揉百会穴

操作方法

食、中二指并拢，用指腹按揉百会穴 3~5 分钟，以有酸胀感为度。

定位

本穴位于头部，前发际正中直上 5 寸。

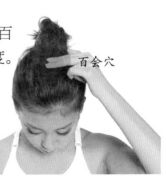

百会穴

<table>
<tr><td rowspan="3">按揉神门穴</td><td>取穴原理</td><td>神门穴是心经的原穴，是心气出入的门户。按揉神门穴可补益心气、宁心安神，能治疗心失所养，心神不宁引起的失眠、健忘等。</td></tr>
<tr><td>功效主治</td><td>宁心安神，通经活络。主治失眠、神经衰弱、癔症、心悸等。</td></tr>
<tr><td>穴名解读</td><td>"神"，心神；"门"，出入的门户。心藏神，该穴为心神之门户，故名"神门"。</td></tr>
</table>

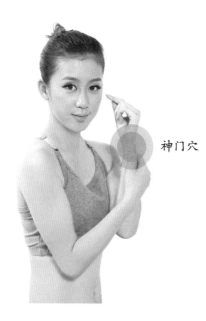

神门穴

操作方法
用拇指指腹按揉神门穴3~5分钟，以有酸胀感为度。

定位
手腕部靠近小指一侧有一条突出的筋，其与腕横纹相交的桡侧凹陷处即是神门穴。

取穴原理	三阴交穴是脾经、肾经、肝经这三条阴经的交会穴，五脏六腑中，脾为气血生化的源泉，肝主藏血，肾主生殖。按揉该穴可健脾益血，调肝补肾，安神。
功效主治	调和肝、脾、肾，宁心安神。主治失眠、脾胃虚弱、心腹胀满、不思饮食等。
穴名解读	"三阴"，足三阴经；"交"，交会。足部三条阴经中的气血物质在该穴交会。该穴物质有脾经提供的湿热之气，有肝经提供的水湿风气，有肾经提供的寒冷之气，三条阴经之气血交会于此，故名"三阴交"。

操作方法

用拇指指腹按揉三阴交穴3~5分钟，以有酸胀感为度。

定位

本穴在小腿内侧，足内踝尖上3寸（即除拇指外其余4根手指并起来的宽度），胫骨内侧缘后方。

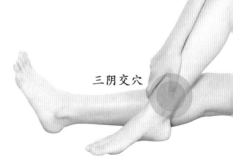

三阴交穴

按揉照海穴	**取穴原理** 照海穴是足少阴肾经穴位，是八脉交会穴，通于阴跷脉，能滋肾清热，通调三焦，镇静安眠。
	功效主治 滋补肝肾，降火安神。主治失眠、胸闷、咽干咽痛、目赤肿痛等。
	穴名解读 "照"，照射；"海"，大海。从水泉穴传来的地部经水，至本穴后形成一个较大水域，水域平静如镜，受天部照射而大量蒸发水液，故名"照海"。

操作方法

用拇指指腹按揉照海穴 3~5 分钟，以有酸胀感为度。

定位

本穴在足内侧，内踝尖下方凹陷处。

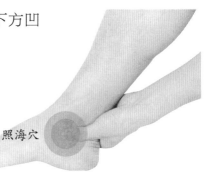

照海穴

取穴原理	申脉穴是八脉交会穴，通于阳跷脉，有伸展脉络之意，可快速调动人体阳气，促进睡眠。
功效主治	镇静止痛，安抚心神。主治失眠、头痛、眩晕、腰腿酸痛等。
穴名解读	"申"，五行属金，指穴内物质为有肺金特性的凉湿之气；"脉"，脉气。该穴物质为来自膀胱经金门穴以下各穴上行的天部之气，其性偏热（相对于膀胱经而言），与肺经气血同性，故名"申脉"。

按揉申脉穴

操作方法

用拇指指腹按揉申脉穴 3~5
分钟，以有酸胀感为度。

定位

本穴在踝部，位于外踝下缘
与跟骨之间的凹陷中。

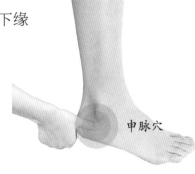

申脉穴

21

按揉安眠穴

取穴原理	安眠穴属经外奇穴，位于手少阳三焦经翳风穴与足少阳胆经风池穴之间，能清降少阳火热，保护心神不受干扰。
功效主治	镇静安神。主治失眠、癔症、心悸、耳聋耳鸣等。
穴名解读	因该穴具有安神助眠的作用，故名"安眠"。

操作方法

用拇指指腹按揉安眠穴
3~5分钟，以有酸胀感
为度。

定位

本穴位于项部枕区，三
焦经翳风穴与胆经风池
穴连线的中点处。

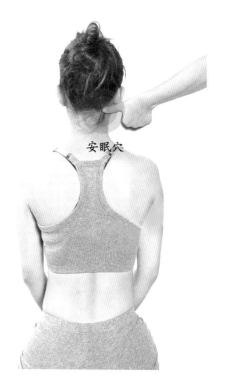

安眠穴

取穴原理	行间穴为肝经之荥穴，五行属火，能泄肝热、潜肝阳。
功效主治	清肝泻火，宁心安神。主治头痛、眩晕、失眠多梦、面色萎黄等。
穴名解读	"行"，行走、流动；"间"，二者当中。从大敦穴传来的湿重水气至本穴后吸热并循肝经向上传输，气血物质循其应过的道路而行，故名"行间"。

按揉行间穴

操作方法

用食指指腹按揉行间穴3~5分钟，以有酸胀感为宜。

定位

本穴在足背侧，第1、2趾间，趾蹼缘后方赤白肉际处。

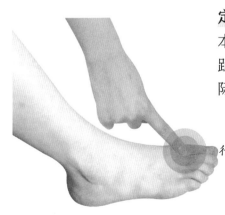

 行间穴

按揉风池穴

取穴原理	风池穴是足少阳胆经、阳维脉的交会穴。阳维脉联络各阳经，胆经气血从风池穴向上输散于头颈各部，可平肝潜阳、清泻肝火。
功效主治	平肝息风，醒脑安神。主治头痛、眩晕、失眠、颈项强痛、目赤肿痛等。
穴名解读	"风"，风邪；"池"，池塘。该穴在枕骨下，局部凹陷如池，是祛风的要穴，故名"风池"。

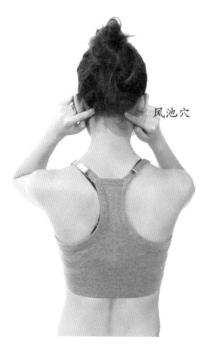

风池穴

操作方法

用两手食指指腹按揉风池穴 3~5 分钟，以有酸胀感为度。

定位

本穴在颈后区，枕骨之下，胸锁乳突肌上端与斜方肌上端之间的凹陷中。

肝火扰神型失眠调理：4种家常食物

绿豆

性味归经：性凉，味甘；归心、肝、胃经。

功能：清热消暑，利水解毒。用于心烦气躁、咽干口渴、失眠等。

用法：煮粥、做汤羹。

禁忌：体质寒凉、虚弱者不宜食用。

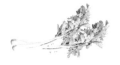

芹菜

性味归经：性凉，味辛、甘；归肝、胃、膀胱经。

功能：平肝，清热。用于肝火上炎所致之头晕头痛等。

用法：炒食、凉拌。

禁忌：血压低、脾胃虚寒、腹泻者不宜过多食用。

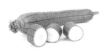

丝瓜

性味归经：性凉，味甘；归肺、肝、胃经。

功能：清热化痰，凉血解毒。可用于肝火扰神引起的失眠症状。

用法：炒食、蒸食。

禁忌：体虚内寒、腹泻者不宜多食。

荠菜

性味归经：性凉，味甘、涩；归肝、心、肺、膀胱经。

功能：凉肝，平肝。用于肝火旺盛等。

用法：煲汤、炒食、做馅。

禁忌：大便稀溏者慎食。

肝火扰神型失眠调理：4种常用中药

薄荷

性味归经：性凉，味辛；归肺、肝经。

功效主治：疏肝解郁。用于肝气郁滞、胁肋胀痛等。

用法：3~6克，煎服，宜后下。

禁忌：体虚多汗者不宜用。

桑叶

性味归经：性寒，味苦、甘；归肺、肝经。

功效主治：平抑肝阳。用于肝阳上亢所致之眩晕等。

用法：5~10克，煎服。

菊花

性味归经：性微寒，味甘、苦；归肺、肝经。

功效主治：平抑肝阳。用于肝阳上亢所致之头痛眩晕等。

用法：5~10克，煎服；或泡茶，入丸、散剂。

禁忌：阳虚头痛而恶寒者忌用。

决明子

性味归经：性微寒，味甘、苦、咸；归肝、大肠经。

功效主治：平肝潜阳。用于肝阳上亢所致之头晕目眩等。

用法：10~15克，煎服。

禁忌：气虚便溏者不宜用。

药食同源，疏肝泻火：3 道精选食疗方

材料：西芹 250 克，鲜百合 50 克。

调料：蒜末、盐各 2 克，香油少许，植物油适量。

做法：

1 西芹择洗干净，切段；鲜百合洗净，掰瓣。将西芹段和百合分别焯烫一下，捞出。

2 锅内倒油烧热，爆香蒜末，倒入西芹段和百合瓣炒熟，加盐调味，再淋上香油即可。

西芹百合

平肝利水，养心安神

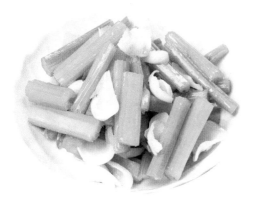

功效

芹菜清热除烦、平肝利水；百合宁心安神。二者搭配炒食，能平降肝火、养心、定悸、安神。

菠菜拌绿豆芽

止渴润燥，平肝养心

材料：菠菜 200 克，绿豆芽 100 克。

调料：白糖、醋、香油各 5 克，盐 2 克。

做法：

1 菠菜择洗干净，放入沸水中焯透，捞出切段；绿豆芽掐去头、根，烫熟。

2 将菠菜、绿豆芽盛入碗中，加入盐、醋、香油、白糖，拌匀即可。

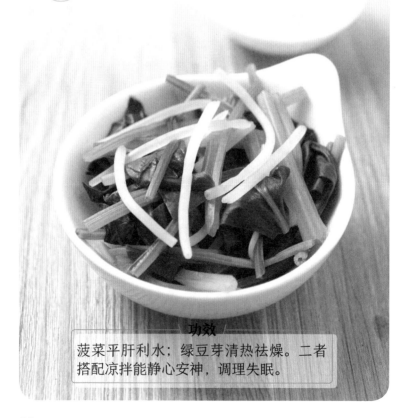

功效

菠菜平肝利水；绿豆芽清热祛燥。二者搭配凉拌能静心安神，调理失眠。

材料：薄荷干品4克，菊花5朵，枸杞子10克，天麻3克。

做法：将所有材料一起放入杯中，冲入沸水，盖盖子闷泡约10分钟即可。

薄荷菊花枸杞天麻茶

清肝，安神

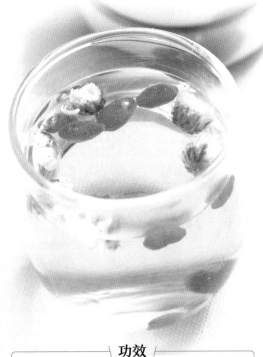

⊢ **功效** ⊣

薄荷疏肝解郁、疏风散热；菊花清肝明目；天麻祛风通络。三者搭配枸杞子泡茶不仅清爽可口，而且有助于消解心中烦闷，静心宁神。

肝火扰神型失眠调理：4 种家用中成药

1 泻肝安神丸

清泻肝火，重镇安神。用于肝火亢盛，心神不宁之失眠多梦、心烦等。

2 龙胆泻肝口服液

疏肝泻热。用于肝经湿热所致之失眠等。

3 当归芦荟丸

泻肝火，清肝热。用于肝经实火所致之失眠、头痛眩晕、耳聋耳鸣等。

4 杞菊地黄丸

滋肾养肝。用于肝肾阴亏所致之眩晕耳鸣、迎风流泪、视物昏花。

三

痰热内扰型失眠
调理 23 招

清热化痰，和中安神

痰热内扰型失眠
有哪些表现

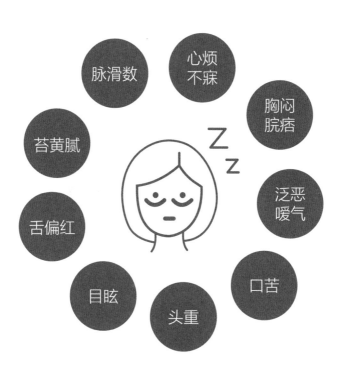

脉滑数

心烦
不寐

胸闷
脘痞

苔黄腻

泛恶
嗳气

舌偏红

口苦

目眩

头重

Z z

痰热内扰型失眠调理：8 大常用穴位

对症按摩调理方

取穴原理	百会穴为督脉穴，位于人体最高处，能通达阴阳脉络，连贯周身经穴，调节机体的阴阳平衡。按揉百会穴可镇静安神，舒脑安眠。
功效主治	镇静安眠，开窍醒脑。主治头痛、眩晕、失眠、健忘、焦躁等。
穴名解读	"百"，多；"会"，交会。头为诸阳之会，该穴为足太阳经与督脉的交会处，百病皆治，故名"百会"。

按揉百会穴

操作方法

食、中二指并拢，用指腹按揉百会穴 3~5 分钟，以有酸胀感为度。

定位

本穴位于头部，前发际正中直上5寸。

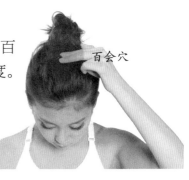

百会穴

按揉神门穴

取穴原理	神门穴是心经的原穴，是心气出入的门户，是补益心经元气、濡养心脏的要穴。按揉神门穴可补益心气、宁心安神，能治疗心失所养，心神不宁引起的失眠、健忘等。
功效主治	宁心安神，补心养气。主治失眠、心悸、咽喉肿痛、健忘等。
穴名解读	"神"，心神；"门"，出入的门户。心藏神，该穴为心神之门户，故名"神门"。

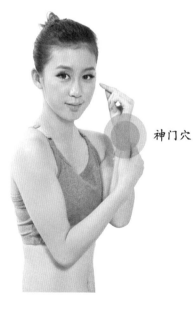

神门穴

操作方法

用拇指指腹按揉神门穴3~5分钟，以有酸胀感为度。

定位

手腕部靠近小指一侧有一条突出的筋，其与腕横纹相交的桡侧凹陷处即是神门穴。

取穴原理	三阴交穴是脾、肾、肝三经相交会的穴位，五脏六腑中，脾为气血生化的源泉，肝藏血，肾藏精。按揉该穴可健脾益血、调肝补肾、安神养颜。
功效主治	益血安神，调肝补肾。主治失眠、神经衰弱、消化不良、水肿等。
穴名解读	"三阴"，足三阴经；"交"，交会。足部三条阴经中的气血物质在该穴交会。该穴物质有脾经提供的湿热之气，有肝经提供的水湿风气，有肾经提供的寒冷之气，三条阴经之气血交会于此，故名"三阴交"。

操作方法

用拇指指腹按揉三阴交穴3~5分钟，以有酸胀感为度。

定位

本穴在小腿内侧，足内踝尖上3寸（即除拇指外其余4根手指并起来的宽度），胫骨内侧缘后方。

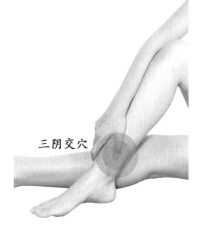

三阴交穴

按揉照海穴

取穴原理	照海穴是足少阴肾经穴位，是八脉交会穴，通于阴跷脉。按揉照海穴，可以利用肾阳的蒸腾气化作用，使肾经经水在此大量蒸发，具有吸热生气作用，可滋肾清热，通调三焦。
功效主治	滋补肝肾，降火安眠。主治失眠、嗜卧、咽干咽痛、惊恐不宁、目赤肿痛、胸闷等。
穴名解读	"照"，照射；"海"，大海。从水泉穴传来的地部经水，至本穴后形成一个较大水域，水域平静如镜，受天部照射而大量蒸发水液，故名"照海"。

操作方法

用拇指指腹按揉照海穴 3~5
分钟，以有酸胀感为度。

定位

本穴在足内侧，内踝尖
下方凹陷处。

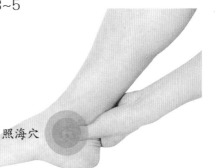

照海穴

取穴原理	申脉穴是八脉交会穴，通于阳跷脉，跷脉主寤寐，司眼睑开阖，可快速调动人体阳气，促进睡眠。
功效主治	缓解疼痛，镇心安神。主治失眠、头痛、眩晕、目赤肿痛、腰腿酸痛等。
穴名解读	"申"，五行属金，指穴内物质为有肺金特性的凉湿之气；"脉"，脉气。该穴物质为来自膀胱经金门穴以下各穴上行的天部之气，其性偏热（相对于膀胱经而言），与肺经气血同性，故名"申脉"。

按揉申脉穴

操作方法

用拇指指腹按揉申脉穴 3~5
分钟，以有酸胀感为度。

定位

本穴在踝部，位于外踝下缘
与跟骨之间的凹陷中。

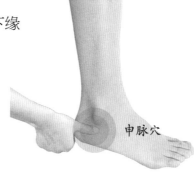

申脉穴

<table>
<tr><td rowspan="3">按揉安眠穴</td><td>取穴原理</td><td>安眠穴属经外奇穴，位于手少阳三焦经翳风穴与足少阳胆经风池穴之间，能调节阴阳平衡，保养心神，促进睡眠。</td></tr>
<tr><td>功效主治</td><td>镇静安神，平肝潜阳。主治失眠、眩晕、心悸、头痛、耳聋耳鸣等。</td></tr>
<tr><td>穴名解读</td><td>因该穴具有安神助眠的作用，故名"安眠"。</td></tr>
</table>

操作方法

用拇指指腹按揉安眠穴 3~5 分钟，以有酸胀感为度。

定位

本穴位于项部枕区，三焦经翳风穴与胆经风池穴连线的中点处。

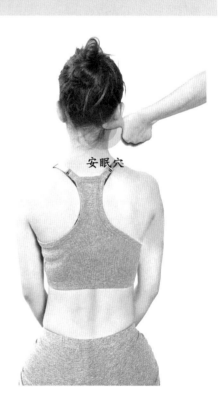

安眠穴

取穴原理	丰隆穴为足阳明胃经的络穴，从阳络阴，脾与胃一阴一阳，互为表里。该穴能疏通表里两经之气血，为祛痰之要穴。
功效主治	健脾宁心，化痰开窍。主治由痰饮所致之咳嗽、头痛、眩晕、神经衰弱等，可醒脑安神，促进睡眠。
穴名解读	"丰隆"，象声词，"轰隆"之义。从条口穴、上巨虚穴、下巨虚穴传来的水湿云气至本穴后化雨而降，且降雨量大，如雷雨之轰隆有声，故名"丰隆"。

操作方法

用食指指腹按揉丰隆穴 3~5
分钟，以有酸胀感为度。

定位

本穴在小腿外侧，外踝尖上
8 寸，胫骨前肌的外缘。

丰隆穴

<table>
<tr><td rowspan="3">按揉内庭穴</td><td>取穴
原理</td><td>内庭穴是胃经的荥穴，"荥主身热"，可以说是热证的克星。按揉内庭穴可以清热泻火。</td></tr>
<tr><td>功效
主治</td><td>清泄阳明之热，清心安神。主治头痛、牙痛、咽喉肿痛、胃痛吐酸等。</td></tr>
<tr><td>穴名
解读</td><td>"内"，人；"庭"，指居处。两趾如门，穴在入门庭之处，故名"内庭"。</td></tr>
</table>

操作方法

用食指指腹按揉内庭穴3~5分钟，以有酸胀感为度。

定位

本穴位于足背第2、3趾间，趾蹼缘后方赤白肉际处。

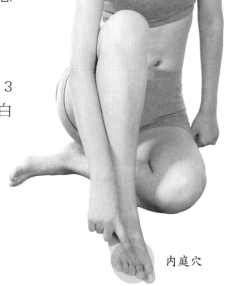

内庭穴

痰热内扰型失眠调理：
4 种家常食物

冬瓜

性味归经：性微寒，味甘、淡；归肺、胃、膀胱经。

功能：清热化痰。用于体内痰热旺盛等。

用法：炒食、煲汤。

禁忌：脾胃虚弱者不宜多食。

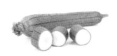

丝瓜

性味归经：性凉，味甘；归肺、肝、胃经。

功能：清热化痰。用于痰热旺盛等。

用法：炒食、蒸食。

禁忌：体虚内寒、腹泻者不宜多食。

藕

性味归经：生用性寒，熟用性温，味甘；归心、脾、胃经。

功能：清热生津。用于上焦痰热、心中烦热等。

用法：炒食、凉拌、煮粥。

禁忌：脾虚胃寒、易腹泻者不宜生食。

梨

性味归经：性凉，味甘、微酸；归肺、胃经。

功能：化痰，清热降火，清心除烦。用于热病、胸中烦渴等。

用法：生食、做汤粥。

禁忌：脾胃虚弱者不宜多食。

痰热内扰型失眠调理: 4 种常用中药

茯苓

性味归经: 性平,味甘、淡;归心、肺、肾、脾经。

功效主治: 利水渗湿,宁心安神。用于心神不安、失眠等。

用法: 10~15 克,煎服。

禁忌: 孕妇及脾胃虚寒者忌用。

枳实

性味归经: 性微寒,味辛、苦、酸;归脾、胃经。

功效主治: 破气,化痰消痞。用于痰阻气滞等。

用法: 3 ~ 10 克,煎服。

禁忌: 孕妇慎用。

陈皮

性味归经: 性温,味辛、苦;归脾、肺经。

功效主治: 理气健脾,化痰。用于脾虚气滞、痰多等。

用法: 3 ~ 10 克,煎服。

禁忌: 内有实热、舌赤少津者慎用。

川贝母

性味归经: 性微寒,味苦、甘;归肺、心经。

功效主治: 清热,化痰。用于痰热壅盛等。

用法: 3 ~ 10 克,煎服;研粉冲服,一次 1~2 克。

禁忌: 不宜与川乌、制川乌、草乌、制草乌、附子同用。

药食同源, 清热化痰: 3 道精选食疗方

材料: 鲫鱼 1 条, 冬瓜 300 克。

调料: 盐、胡椒粉各 3 克, 葱段、姜片、清汤、料酒、植物油各适量, 香菜末少许。

做法:

1 将鲫鱼刮鳞, 除鳃, 去内脏, 洗净沥干; 冬瓜去皮, 去瓤, 切成大片。

2 锅置火上, 放油烧至六成热, 放入鲫鱼煎至两面金黄后出锅。

3 锅内留底油烧至六成热, 放入姜片、葱段煸香, 然后放入鲫鱼, 加入料酒, 倒入适量清汤大火烧开, 开锅后改小火焖煮 3 分钟, 放入冬瓜煮熟后, 加盐、胡椒粉, 最后撒上香菜末即可。

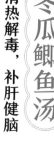

清热解毒, 补肝健脑

冬瓜鲫鱼汤

┤ 功效 ├

冬瓜能清热解毒; 鲫鱼能健脑益智、补肝养目。二者搭配煮汤不仅汤鲜味美, 而且能缓解失眠, 安养心神。

甜藕雪梨粥

清热化痰，促进睡眠

材料：莲藕、雪梨各 100 克，糯米 80 克。

调料：冰糖 5 克。

做法：

1 莲藕去皮，洗净，切小块；糯米洗净后用水浸泡 1 小时；雪梨洗净，切小块。

2 锅内加适量清水烧开，加糯米、莲藕块、雪梨块，大火煮开后转小火煮 40 分钟，加冰糖煮至化开即可。

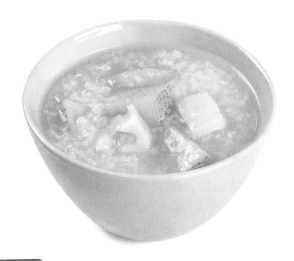

烹饪妙招

长时间炖煮莲藕，最好选用陶瓷或不锈钢的器皿，避免用铁锅、铝锅，也尽量不用铁刀切莲藕，以减少氧化。

功效

莲藕生津润肺；雪梨清热化痰。二者搭配糯米煮粥，不仅清甜润燥，而且能缓解痰热内扰型失眠。

材料：陈皮、炙甘草各 5 克。

做法：

1 将陈皮、炙甘草快速冲洗干净。

2 将陈皮、炙甘草一起放入杯中，冲入
沸水，盖上盖子闷泡 10 分钟后饮用。

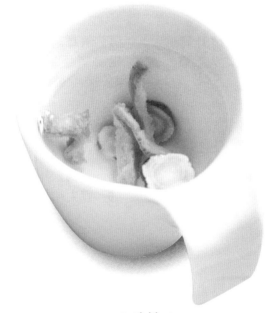

┤ 功效 ├

陈皮气味芳香，理气功效显著，并能入脾肺，有助于
行气宽中；炙甘草能补中益气、化痰止咳。二者搭配
作茶饮适合失眠乏力、脾胃虚弱、食欲不振、消化不
良及恶心呕吐者饮用。

痰热内扰型失眠调理：4 种家用中成药

1 鲜竹沥口服液

清热降火，化痰开窍。用于痰热内扰之失眠等。

3 金银花露

清热解毒。用于暑热内犯肺胃所致之发热口渴、咽喉肿痛等。

2 牛黄蛇胆川贝散

清热，化痰。用于热痰壅盛等。

4 蛇胆陈皮胶囊

理气化痰。用于痰浊阻肺、胃失和降等。

四

心脾两虚型失眠
调理 27 招

补益心脾，养血安神

心脾两虚型失眠有哪些表现

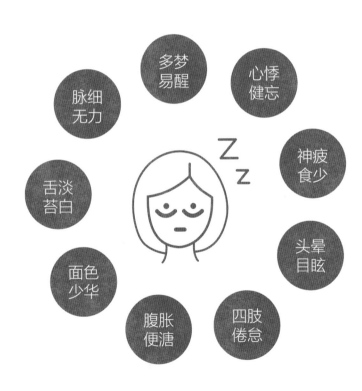

多梦易醒

心悸健忘

脉细无力

神疲食少

舌淡苔白

头晕目眩

面色少华

四肢倦怠

腹胀便溏

心脾两虚型失眠调理：9 大常用穴位

对症按摩调理方

按揉百会穴

取穴原理	清阳之气会聚于头部，而百会穴就位于头顶，是人体位置最高的腧穴，深系脑髓。按揉百会穴可静心安神，有改善失眠的功效。
功效主治	宣畅气血，醒脑安眠。主治失眠健忘、头痛眩晕、焦躁等。
穴名解读	"百"，多；"会"，交会。头为诸阳之会，该穴为足太阳经与督脉的交会处，百病皆治，故名"百会"。

操作方法
食、中二指并拢，用指腹按揉百会穴 3~5 分钟，以有酸胀感为度。

定位
本穴位于头部，前发际正中直上5寸。

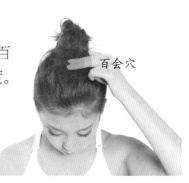

百会穴

按揉神门穴

取穴原理	神门穴是心经的原穴，是心气出入的门户，是补益心气、濡养心脏的要穴。常按揉此穴有助于治疗心失所养，心神不宁引起的失眠、健忘等。
功效主治	镇静安神，平心静气。主治失眠、心悸、自汗、盗汗等。
穴名解读	"神"，心神；"门"，出入的门户。心藏神，该穴为心神之门户，故名"神门"。

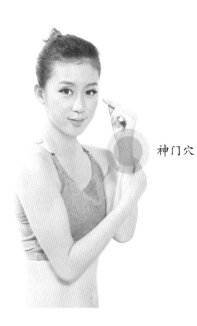

神门穴

操作方法

用拇指指腹按揉神门穴3~5分钟，以有酸胀感为度。

定位

手腕部靠近小指一侧有一条突出的筋，其与腕横纹相交的桡侧凹陷处即是神门穴。

取穴原理	三阴交穴是脾、肾、肝三经相交会的穴位，可调节脾、肝、肾的气血。按揉该穴可健脾益血，调补肝肾。
功效主治	健脾祛湿，益胃养血。主治失眠、神经衰弱、头痛、脾胃虚弱、消化不良等。
穴名解读	"三阴"，足三阴经；"交"，交会。足部三条阴经中的气血物质在该穴交会。该穴物质有脾经提供的湿热之气，有肝经提供的水湿风气，有肾经提供的寒冷之气，三条阴经之气血交会于此，故名"三阴交"。

操作方法

用拇指指腹按揉三阴交穴3~5分钟，以有酸胀感为度。

定位

本穴在小腿内侧，足内踝尖上3寸（即除拇指外其余4根手指并起来的宽度），胫骨内侧缘后方。

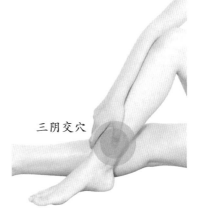

三阴交穴

51

<table>
<tr><td rowspan="3">按揉照海穴</td><td>取穴原理</td><td>照海穴是八脉交会穴，通于阴跷脉，可调一身之阴阳。按揉照海穴，可调理失眠、妇科疾病，改善体虚乏力。</td></tr>
<tr><td>功效主治</td><td>滋补肝肾，调和阴阳。主治胸闷、失眠、咽干咽痛、声音嘶哑、目赤肿痛等。</td></tr>
<tr><td>穴名解读</td><td>"照"，照射；"海"，大海。从水泉穴传来的地部经水，至本穴后形成一个较大水域，水域平静如镜，受天部照射而大量蒸发水液，故名"照海"。</td></tr>
</table>

操作方法

用拇指指腹按揉照海穴 3~5 分钟，以有酸胀感为度。

定位

本穴在足内侧，内踝尖下方凹陷处。

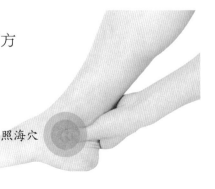

照海穴

取穴原理	申脉穴是八脉交会穴，通于阳跷脉，与照海穴配伍可调和阴阳，治疗失眠和嗜睡。
功效主治	缓解疼痛，镇心安神。主治失眠、头痛、眩晕、目赤肿痛、腰腿酸痛。
穴名解读	"申"，五行属金，指穴内物质为有肺金特性的凉湿之气；"脉"，脉气。该穴物质为来自膀胱经金门穴以下各穴上行的天部之气，其性偏热（相对于膀胱经而言），与肺经气血同性，故名"申脉"。

操作方法

用拇指指腹按揉申脉穴 3~5 分钟，以有酸胀感为度。

定位

本穴在踝部，位于外踝下缘与跟骨之间的凹陷中。

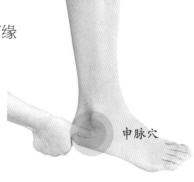

申脉穴

53

<table>
<tr><td rowspan="3">按揉安眠穴</td><td>取穴原理</td><td>安眠穴属经外奇穴，位于手少阳三焦经翳风穴与足少阳胆经风池穴之间，可治疗失眠。</td></tr>
<tr><td>功效主治</td><td>镇静安眠，平肝息风。主治失眠、眩晕、心悸、耳聋耳鸣等。</td></tr>
<tr><td>穴名解读</td><td>因该穴具有安神助眠的作用，故名"安眠"。</td></tr>
</table>

操作方法

用拇指指腹按揉安眠穴
3~5 分钟，以有酸胀感
为度。

定位

本穴位于项部枕区，三
焦经翳风穴与胆经风池
穴连线的中点处。

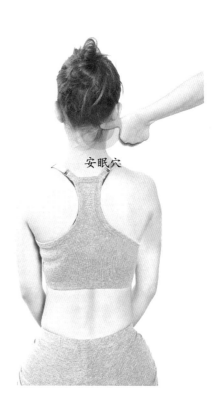

安眠穴

取穴原理	心俞穴是心的背俞穴，背俞穴是脏腑之气输注于背腰部的穴位。该穴通于心，具有宽胸理气、宁心安神、通调气血的功效。
功效主治	调和气血，宁心安神。主治心脾两虚型失眠所致之多梦易醒、心悸健忘、食少体倦等。
穴名解读	"心"，心脏；"俞"，同"输"。本穴为心脏之气输注之处，故名"心俞"。

操作方法

用拇指指腹按揉心俞穴
3~5 分钟，以有酸胀感
为度。

定位

本穴在脊柱区，第 5
胸椎棘突下，后正中线
旁开 1.5 寸。

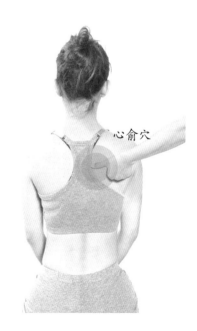

心俞穴

55

<table>
<tr><td rowspan="5">按揉脾俞穴</td><td>取穴原理</td><td>脾俞穴是背俞穴之一，为脾脏之气输注之所。按揉脾俞穴可健脾益气、升清利湿。</td></tr>
<tr><td>功效主治</td><td>健脾益气，养血安神。主治失眠健忘、食欲缺乏、疲惫、面色萎黄等。</td></tr>
<tr><td>穴名解读</td><td>"脾"，脾脏；"俞"同"输"。该穴近脾脏，为脾气输注之处，主治脾之疾患，故名"脾俞"。</td></tr>
</table>

操作方法

用拇指指腹按揉脾俞穴
3~5 分钟，以有酸胀感
为度。

定位

本穴在脊柱区，第 11
胸椎棘突下，后正中线
旁开 1.5 寸。

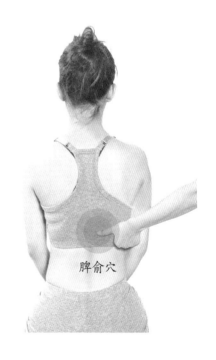

脾俞穴

取穴原理	足三里穴是足阳明胃经的主要穴位之一。按揉足三里穴可调理脾胃，补中益气，通经活络，从而缓解失眠。
功效主治	健脾和胃，补益气血。主治食欲不振、体倦乏力、呕吐、腹胀、腹泻等。
穴名解读	"足"，足部；"三里"，穴内物质作用的范围。犊鼻穴传来的地部经水到达本穴后，散于本穴的开阔之地，经水大量气化上行于天，形成一个较大的"气血场"，如三里方圆之地，故名"足三里"。

按揉足三里穴

操作方法

用拇指指腹按揉足三里穴 3~5 分钟，以有酸胀感为度。

定位

本穴在小腿外侧，外膝眼下 3 寸。

足三里穴

心脾两虚型失眠调理：4种家常食物

糯米

性味归经：性温，味甘；归脾、胃、肺经。

功能：益气补虚，定心神，除烦渴。用于各种慢性虚证，如神疲乏力、心悸、烦热等。

用法：蒸食、煮食。

禁忌：胃溃疡患者不宜食用。

山药

性味归经：性平，味甘；归脾、肺、肾经。

功能：补脾养胃，益气生津。用于脾虚食少、消瘦乏力、久病虚弱羸瘦等。

用法：炒食、蒸煮、煲汤。

禁忌：便秘者不宜多食。

莲子

性味归经：性平，味甘、涩；归脾、肾、心经。

功能：养心安神，益肾固涩，健脾止泻。用于心悸失眠等。

用法：炒食、煲汤。

禁忌：痛风及肾病患者不宜多食。

蜂蜜

性味归经：性平，味甘；归肺、脾、大肠经。

功能：补脾益气，除心烦。用于脾气虚弱、心烦失眠等。

用法：调味、直接食用。

禁忌：糖尿病患者不宜食用。

心脾两虚型失眠调理：4 种常用中药

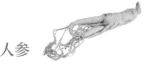

人参

性味归经: 性微温，味甘、微苦；归脾、肺、心、肾经。

功效主治: 补元气，健脾肺，安神益智。用于心气不足、惊悸失眠等。

用法: 3～9 克，另煎兑服。

禁忌: 不宜同时吃萝卜或喝茶，不宜与藜芦、五灵脂同用。

龙眼肉

性味归经: 性温，味甘；归心、脾经。

功效主治: 补心脾，益气血，安心神。用于心脾两虚引起的不思饮食、心悸、失眠健忘等。

用法: 9～15 克，煎服。

禁忌: 有痰火及湿滞者慎食。

当归

性味归经: 性温，味甘、辛；归肝、心、脾经。

功效主治: 补血活血。用于血虚萎黄、心悸失眠等。

用法: 6～12 克，煎服。

禁忌: 湿盛中满、大便泄泻者不宜服。

大枣

性味归经: 性温，味甘；归脾、胃、心经。

功效主治: 补中益气，养血安神。用于心血不足、心神失养引起的失眠。

用法: 6～15 克，煎服。

禁忌: 湿盛中满或有积滞、痰热者不宜服用。

药食同源,补益心脾: 4道精选食疗方

人参鸡块汤

补气生津,濡养心神

材料:鸡块300克,人参3克,枸杞子5克。

调料:葱段、姜块、料酒各10克,盐3克。

做法:

1 鸡块洗净,入沸水中氽透,捞出;人参、枸杞子洗净。

2 向砂锅中倒入适量温水后置火上,放鸡块、人参、枸杞子、葱段、姜块,加料酒,大火烧沸后转小火炖至鸡块肉烂,加盐调味即可。

功效

人参大补元气,补脾益肺,生津安神;鸡肉温中补虚。二者搭配枸杞子炖汤有助于减轻烦躁不安、情绪低沉、失眠心慌等症状。

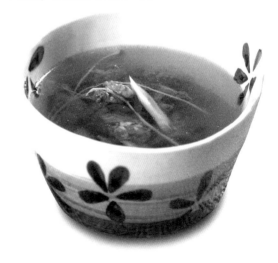

材料：山药 200 克，番茄块 100 克。

调料：葱末、姜末、盐各 5 克，香油、
植物油各适量。

做法：

1 山药洗净，削皮切片，焯一下后捞出。

2 将锅中油烧热，爆香葱末、姜末，放
入番茄块煸炒，倒入山药片，加盐炒
熟，最后点香油即可。

番茄炒山药

生津益气，健脾安眠

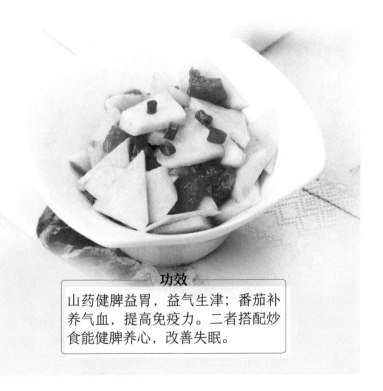

功效

山药健脾益胃，益气生津；番茄补
养气血，提高免疫力。二者搭配炒
食能健脾养心，改善失眠。

桂花糯米藕

补心健脾，促进睡眠

材料：藕300克，糯米60克，红枣30克，欧芹适量。

调料：红糖、蜂蜜各30克，干桂花2克，白糖、欧芹各少许。

做法：

1 藕去皮，洗净，将藕节一端切下，沥干；糯米洗净，浸泡3小时，加白糖拌匀。将糯米灌入藕孔，把切下的藕节头放回原位，用牙签插牢，以防漏米。

2 锅内放藕，倒入清水稍没过藕，加红糖烧开，转小火炖1小时，加入红枣、干桂花、蜂蜜继续煮半小时。

3 将煮好的糯米藕取出晾凉，切片，最后用欧芹装饰即可。

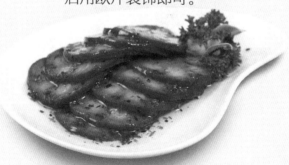

功效

糯米、红枣、红糖补心，养气血，安神定悸；莲藕健脾开胃，清热凉血；蜂蜜健脾促消化。桂花糯米藕不仅甜糯可口，而且能帮助失眠患者清热定悸，安养心神。

材料: 党参 20 克, 红枣 10 颗, 茶叶适量。
泡法: 将党参、红枣、茶叶一起放入锅中, 倒入适量清水, 大火烧沸后, 转小火煎煮约 20 分钟, 滤取汤汁饮用。

党参红枣茶

健脾养血, 补气安神

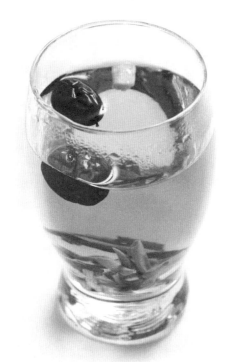

| 功效 |

党参补气生津, 养血益肺; 红枣健脾益胃, 养血安神。二者搭配煎茶饮有助于培补气血, 改善四肢无力、食欲不佳等症状。

心脾两虚型失眠调理：6种家用中成药

1 归脾丸

益气补血，健脾养心。
用于心脾两虚、健忘失眠等。

2 复方阿胶浆

补气养血。用于气血两虚导致的头晕目眩、心悸失眠等。

3 益气宁神片

补气生津，养心安神。
用于心气不足所致之失眠多梦、心悸、记忆力减退等。

4 枣仁安神颗粒

补心养血，安神益智。
用于心血不足所致之失眠等。

5 益脑胶囊

补气益阴，益智安神。
用于体倦头晕、失眠多梦等。

6 灵芝胶囊

宁心安神，健脾和胃。
用于失眠健忘、身体虚弱、神经衰弱等。

五

心肾不交型失眠
调理 19 招
交通心肾，促进睡眠

心肾不交型失眠有哪些表现

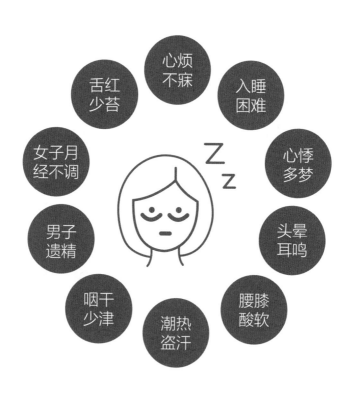

心烦不寐

入睡困难

舌红少苔

心悸多梦

女子月经不调

头晕耳鸣

男子遗精

腰膝酸软

咽干少津

潮热盗汗

心肾不交型失眠调理：4大常用穴位

对症按摩调理方

取穴原理	头为诸阳之会，而百会穴就位于头顶，是人体位置最高的腧穴，深系脑髓。按揉百会穴可使督脉气血经络通畅，起到息风醒脑、升阳固脱、宁心安神的作用。
功效主治	镇静安神，调畅气机。主治失眠健忘、倦怠乏力、头痛眩晕等。
穴名解读	"百"，多；"会"，交会。头为诸阳之会，该穴为足太阳经与督脉的交会处，百病皆治，故名"百会"。

按揉百会穴

操作方法

食、中二指并拢，用指腹按揉百会穴3~5分钟，以有酸胀感为度。

定位

本穴位于头部，前发际正中直上5寸。

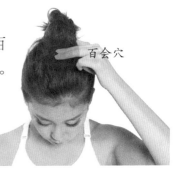

百会穴

按揉照海穴	
取穴原理	照海穴是八脉交会穴之一，是足少阴肾经上的重要穴位，有滋肾清热、通调三焦的作用。
功效主治	滋补肝肾，定心安神。主治失眠、咽喉肿痛、惊恐不宁、目赤肿痛等。
穴名解读	"照"，照射；"海"，大海。从水泉穴传来的地部经水，至本穴后形成一个较大水域，水域平静如镜，受天部照射而大量蒸发水液，故名"照海"。

操作方法

用拇指指腹按揉照海穴 3~5
分钟，以有酸胀感为度。

定位

本穴在足内侧，内踝尖
下方凹陷处。

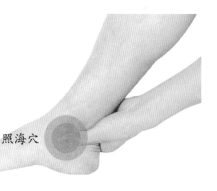

照海穴

取穴原理	太溪穴是肾经的原穴、输穴，太溪穴是补肾大穴，有平衡协调阴阳之功，既能滋阴降火，又能交通心肾，培补元气。
功效主治	滋阴益肾，养阴安神。主治失眠、耳鸣耳聋、咽干咽痛、腰酸等。
穴名解读	"太"，大；"溪"，溪流。从然谷穴传来的冷降之水至本穴后形成了较为宽大的浅溪，故名"太溪"。

操作方法

用拇指指腹按揉太溪穴3~5分钟，以有酸胀感为度。

定位

本穴在足内侧，内踝尖后方与跟腱之间的凹陷处。

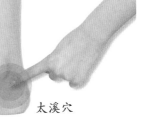

太溪穴

69

<table>
<tr><td rowspan="3">按揉心俞穴</td><td>取穴原理</td><td>心俞穴是心的背俞穴，背俞穴是脏腑之气输注于背腰部的穴位。按揉心俞穴可以宽胸，通络，安心神。</td></tr>
<tr><td>功效主治</td><td>宽胸理气，宁心安神。主治失眠、健忘、心痛、惊悸、咳嗽、吐血、盗汗等。</td></tr>
<tr><td>穴名解读</td><td>"心"，心脏；"俞"，同"输"。本穴为心脏之气输注之处，故名"心俞"。</td></tr>
</table>

操作方法

用拇指指腹按揉心俞穴 3~5 分钟，以有酸胀感为度。

定位

本穴在脊柱区，第 5 胸椎棘突下，后正中线旁开 1.5 寸。

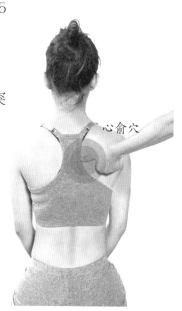

心俞穴

心肾不交型失眠调理：4种家常食物

黑芝麻

性味归经： 性平，味甘；归肝、肾、大肠经。

功能： 补益肝肾，养血益精。用于肝肾不足，精血亏虚所致之头晕、耳鸣、失眠等。

用法： 凉拌、炒食、煮粥。

禁忌： 慢性肠炎患者及便溏腹泻者忌食。

黑豆

性味归经： 性平，味甘；归脾、肾经。

功能： 补肾益精，补虚强身。用于阴虚烦渴、头晕目眩、失眠乏力、腰膝酸软等。

用法： 炒食、煮食、煲汤。

禁忌： 消化不良者不宜多食。

桑椹

性味归经： 性寒，味甘、酸；归心、肝、肾经。

功能： 滋阴养血，补益肝肾。用于阴血亏虚、眩晕耳鸣、心悸失眠等。

用法： 直接食用、煮食。

甲鱼

性味归经： 性温，味甘、咸；归肝、肾经。

功能： 滋阴补肾，清退虚热。用于阴虚、心烦健忘等。

用法： 清蒸、炖汤。

禁忌： 脾胃虚寒者，水肿、高脂蛋白血症患者不宜食用；儿童和孕妇慎食。

心肾不交型失眠调理：4 种常用中药

熟地黄

性味归经： 性微温，味甘；归肝、肾经。

功效主治： 补血滋阴，益精填髓。用于阴血亏虚、心悸失眠等。

用法： 9～15克，煎服。

禁忌： 气滞痰多、脘腹胀痛、食少便溏者忌用。

枸杞子

性味归经： 性平，味甘；归肝、肾经。

功效主治： 滋补肝肾。用于肝肾阴虚、精血不足、眩晕耳鸣等。

用法： 6～12克，煎服。

禁忌： 脾虚便溏者不宜用。

山茱萸

性味归经： 性微温，味酸、涩；归肝、肾经。

功效主治： 补益肝肾。用于肝肾亏虚所致之眩晕耳鸣等。

用法： 6～10克，煎服。

禁忌： 命门火炽、素有湿热、小便淋沥涩痛者不宜用。

肉桂

性味归经： 性大热，味辛、甘；归肾、脾、心、肝经。

功效主治： 补火助阳，引火归原。用于肾阳不足、命门火衰等。

用法： 1～5克，煎服。

禁忌： 阴虚火旺、里有实热者及孕妇忌用；畏赤石脂。

药食同源，交通心肾：
3 道精选食疗方

材料：黑豆 50 克，排骨 200 克。

调料：盐 3 克。

做法：

1 黑豆洗净，提前用清水泡一夜；排骨洗净切块，入沸水中焯去血水，捞出洗净。

2 砂锅中放适量凉水，将排骨放入，大火煮开后再煮 30 分钟左右，撇净浮沫，然后加入黑豆，再用小火煲 2 小时左右，最后加盐调味即可。

黑豆排骨汤

补肾强身，提气安眠

\ 功效 /

黑豆补肾益精、明目强身；排骨补虚。二者搭配煲汤共奏强身补虚之功，有助于提气安眠。

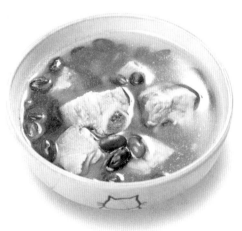

黑芝麻拌菠菜

滋补肝肾，养血安神

材料： 菠菜 250 克，熟黑芝麻 10 克。

调料： 盐 3 克，香油 5 克。

做法：

1 菠菜择洗干净，切小段，用沸水焯烫后捞出。

2 将菠菜段放入盘中，加盐拌匀，撒上熟黑芝麻，最后滴入香油即可。

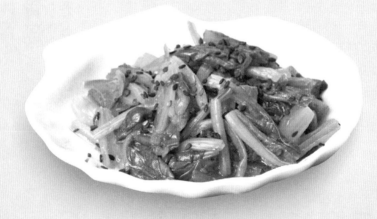

／ 功效 ／

黑芝麻滋补肝肾、健脑益智；菠菜养血明目。二者搭配凉拌食用清心可口，有助于改善不寐、眩晕眼花、腰酸腿软、耳鸣耳聋等症状。

材料: 桑椹40克, 大米100克, 枸杞子
10克, 红枣6枚。

做法:

1 枸杞子、桑椹洗净; 红枣洗净, 去核;
大米洗净, 浸泡30分钟。

2 锅内加适量清水烧开, 放入大米和红
枣, 大火煮开后转小火煮30分钟, 再
放入枸杞子、桑椹继续煮5分钟即可。

枸杞子桑椹粥

补肾强身, 滋阴强心

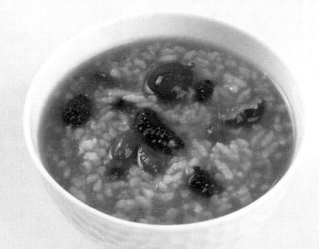

| 功效 |

枸杞子补肾强腰; 桑椹滋阴养血。
二者搭配煮粥可改善精血不足、心
悸失眠等症状, 使心肾水火既济,
达到强心健肾、心肾相交的效果。

心肾不交型失眠调理：4 种家用中成药

1 朱砂安神丸

清心养血，镇静安神。用于心火亢盛，阴血不足所致之失眠等。

2 天王补心丹

滋阴养血，补心安神。用于心阴不足所致的心悸健忘、失眠多梦等。

3 六味地黄丸

滋阴补肾。用于肾阴亏损所致的头晕耳鸣、腰膝酸软、潮热盗汗等。

4 交泰丸

清心降火，引火归原。用于心肾不交所致的怔忡、失眠等。

六

心胆气虚型失眠调理 19 招

益气镇静，安神定志

心胆气虚型失眠
有哪些表现

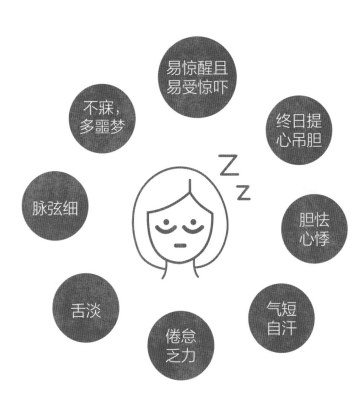

易惊醒且易受惊吓

不寐，多噩梦

终日提心吊胆

脉弦细

胆怯心悸

舌淡

气短自汗

倦怠乏力

心胆气虚型失眠调理：4 大常用穴位

对症按摩调理方

取穴原理	神门穴属手少阴心经，是心经的原穴。按揉神门穴能平心静气，提神醒脑，愉悦心情。
功效主治	安神定志，调补气血。主治心烦、惊悸、失眠、健忘、怔忡等。
穴名解读	"神"，心神；"门"，出入的门户。心藏神，该穴为心神之门户，故名"神门"。

按揉神门穴

操作方法

用拇指指腹按揉神门穴 3~5 分钟。

定位

手腕部靠近小指一侧有一条突出的筋，其与腕横纹相交的桡侧凹陷处即是神门穴。

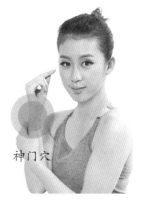

神门穴

按揉安眠穴	**取穴原理**	安眠穴是治疗失眠的经验效穴。按揉安眠穴可安神利眠。
	功效主治	藏神安眠，清热降火。主治失眠、眩晕、头痛、心悸等。
	穴名解读	因该穴具有安神助眠的作用，故名"安眠"。

操作方法

用拇指指腹按揉安眠穴3~5分钟，以有酸胀感为度。

定位

本穴位于项部枕区，三焦经翳风穴与胆经风池穴连线的中点处。

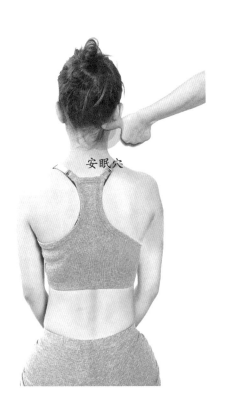

安眠穴

取穴原理	心俞穴属足太阳膀胱经，通于心。按揉心俞穴可以宽胸理气，养心护心。
功效主治	宽胸通络，调和气血。主治失眠、惊悸、健忘、盗汗、食少体倦等。
穴名解读	"心"，心脏；"俞"，同"输"。本穴为心脏之气输注之处，故名"心俞"。

按揉心俞穴

操作方法

用拇指指腹按揉心俞穴
3~5 分钟，以有酸胀感
为度。

定位

本穴在脊柱区，第5
胸椎棘突下，后正中线
旁开 1.5 寸。

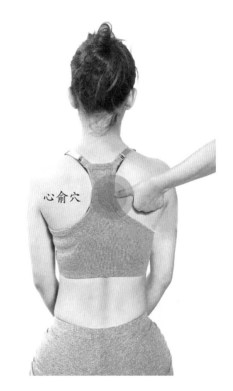

心俞穴

<table>
<tr><td rowspan="3">按揉胆俞穴</td><td>取穴
原理</td><td>胆俞穴是胆的背俞穴，内应胆，是胆腑之气转输之处，有疏肝解郁、理气止痛的功效，可安神定志。</td></tr>
<tr><td>功效
主治</td><td>疏肝利胆，镇惊安神。主治胸闷、胁痛、口苦、目赤、惊悸等。</td></tr>
<tr><td>穴名
解读</td><td>"胆"，胆腑；"俞"，输。胆腑的阳热风气由此外输膀胱经，故名"胆俞"。</td></tr>
</table>

操作方法

用拇指指腹按揉胆俞穴 3~5 分钟，以有酸胀感为度。

定位

本穴在脊柱区，第 10 胸椎棘突下，后正中线旁开 1.5 寸。

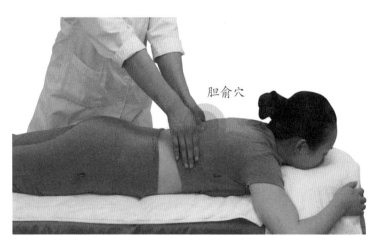

胆俞穴

心胆气虚型失眠调理：4 种家常食物

酸枣仁

性味归经：性平，味甘、酸；归心、肝、胆经。

功能：养心补肝，宁心安神，敛汗生津。用于心肝两虚所致之惊悸怔忡、心烦失眠、多梦、自汗、盗汗等。

用法：煮粥、炖汤。

禁忌：凡有实邪郁火者慎食。

大枣

性味归经：性温，味甘；归脾、胃、心经。

功能：补中益气，养血安神。用于心血不足，心神失养引起的失眠等。

用法：熬粥、炖汤。

禁忌：湿盛中满或有积滞、痰热者不宜食用。

猪心

性味归经：性平，味甘、咸；归心经。

功能：补血养心，安神镇惊。用于失眠多梦、精神恍惚、心血不足、惊悸怔忡等。

用法：炒食、凉拌、煲汤。

牛奶

性味归经：性平，味甘；归心、肺、胃经。

功能：补虚损，益肺胃，养血。用于气血不足之头晕眼花、神疲乏力、失眠等。

用法：温热饮、煮粥。

禁忌：脾胃虚寒泄泻、中有痰湿积饮者慎饮。

心胆气虚型失眠调理：4 种常用中药

茯苓

性味归经： 性平，味甘、淡；归心、肺、脾、肾经。

功效主治： 宁心安神，益心胆之气。用于心气虚弱、惊悸失眠等。

用法： 10～15克，煎服。

柏子仁

性味归经： 性平，味甘；归心、肾、大肠经。

功效主治： 养心安神。用于虚烦失眠、心悸怔忡等。

用法： 3～5克，煎服。

禁忌： 便溏及多痰者慎用。

远志

性味归经： 性温，味苦、辛；归心、肾、肺经。

功效主治： 安神益智。用于失眠多梦、惊悸癫狂等。

用法： 3～10克，煎服。

禁忌： 凡实热或痰火内盛者，以及胃溃疡或胃炎患者慎用。

石菖蒲

性味归经： 性温，味辛、苦；归心、胃经。

功效主治： 开窍豁痰，醒神益智。用于痰蒙心窍、健忘失眠等。

用法： 3～10克，煎服，鲜品用量加倍。

药食同源，安神定志：3 道精选食疗方

材料：番茄 100 克，丝瓜 150 克。

调料：葱花适量，盐 4 克，植物油 10 克。

做法：

1. 番茄洗净，去蒂，切块；丝瓜去皮和蒂，洗净，切成片。

2. 锅置火上，倒入适量植物油，烧至六成热，加葱花炒出香味，然后放入丝瓜片和番茄块炒熟，最后加盐调味即可。

番茄炒丝瓜

益心凉血，安定心神

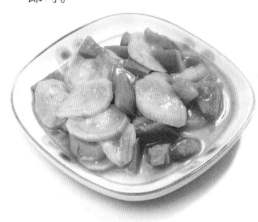

功效

番茄凉血生津、润和心脾；丝瓜利水活血。二者搭配炒食不仅生津可口，而且疏肝利胆，安定心神，有助于调理失眠。

红豆百合汤

养心安神，改善失眠

材料：红豆 50 克，莲子 30 克，百合 5 克，陈皮 2 克。

调料：冰糖适量。

做法：

1 红豆和莲子分别洗净，浸泡 2 小时，莲子去心；百合泡发，洗净；陈皮洗净。

2 锅中倒水，放入红豆大火烧沸后转小火煮约 30 分钟，放入莲子、陈皮煮约 40 分钟，放入百合继续煮约 10 分钟，最后加冰糖煮至化开，搅匀即可。

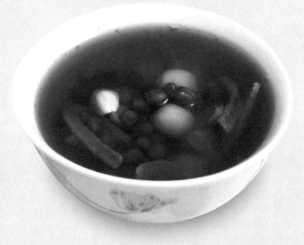

| 功效 |

红豆补血养心，利水祛湿；百合、莲子宁心安神。三者搭配陈皮煮汤能养心健脾，改善失眠。

材料：茯苓、车前子各10克，大米100克。

调料：冰糖适量。

做法：

1 茯苓研成粉；大米洗净，浸泡30分钟。

2 先将车前子（纱布包好）放入锅中，加水1000毫升，煎30分钟后取出药包，留取药汁。在药汁（可加适量水）中加入大米和茯苓粉一起煮粥，粥成时加冰糖调味即可。

温馨提示： 本方应在医生指导下使用。

茯苓车前子粥

清热补虚，养心安神

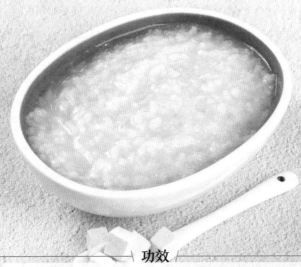

—— 功效 ——

茯苓补气养心；车前子清热利水。二者搭配煮粥能清热补虚、健脾和胃，辅助调理心胆气虚型失眠。

心胆气虚型失眠调理：4 种家用中成药

1 安神定志丸

镇静安神。用于心虚胆怯之失眠等。

2 安乐片

疏肝解郁，安神。用于缓解精神抑郁、失眠、胸闷不适等症状。

3 复方枣仁胶囊

养心安神。用于心神不安、失眠、多梦、惊悸等。

4 脑心舒口服液

滋补强身，镇心安神。用于身体虚弱、心神不安、失眠、多梦等。